EXTRAIT DU BULLETIN
DE LA SOCIÉTÉ D'ÉMULATION DE BELFORT
1er volume, 1872-1873

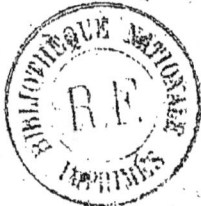

NOTE

SUR L'INOCULATION VARIOLIQUE

ET LA VACCINATION

A PROPOS D'UNE LETTRE DE M. DE BERCKHEIM DE SCHOPPENWIHR

A M. LE BARON DE KLINGLIN EN 1777

PAR

LE Dr OMER MARQUEZ

Médecin cantonal à Belfort (précédemment à Colmar)
Médecin de l'hôpital civil
Lauréat de l'Académie de médecine de Paris
Président de l'Association médicale du Haut-Rhin, Membre du
Conseil général de l'Association générale des médecins
de France, etc.; Officier d'académie

MONTBÉLIARD
IMPRIMERIE PAUL HOFFMANN

1876

NOTE

SUR L'INOCULATION VARIOLIQUE

ET LA VACCINATION

EXTRAIT DU BULLETIN
DE LA SOCIÉTÉ D'ÉMULATION DE BELFORT
1er volume, 1872-1873

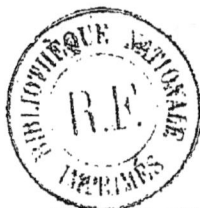

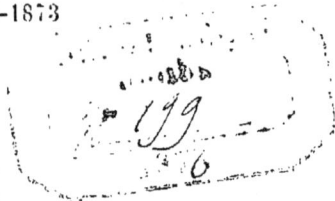

———

NOTE

SUR L'INOCULATION VARIOLIQUE

ET LA VACCINATION

A PROPOS D'UNE LETTRE DE M. DE BERCKHEIM DE SCHOPPENWIHR

A M. LE BARON DE KLINGLIN EN 1777

PAR

LE Dr OMER MARQUEZ

Médecin cantonal à Belfort (précédemment à Colmar)
Médecin de l'hôpital civil
Lauréat de l'Académie de médecine de Paris
Président de l'Association médicale du Haut-Rhin, Membre du
Conseil général de l'Association générale des médecins
de France, etc.; Officier d'académie

———

MONTBÉLIARD

IMPRIMERIE PAUL HOFFMANN

———

1876

NOTE

SUR

L'INOCULATION VARIOLIQUE ET LA VACCINATION

à propos d'une lettre de Mr de Berckheim
de Schoppenwihr à M^r la baron de Klinglin en 1777.

Nous devons à l'obligeance de M. le Secrétaire général de Préfecture Diétrich, — un
chercheur habile et nécessairement heureux,
— communication d'une lettre qui n'est pas
sans intérêt pour l'histoire de la médecine en
Alsace. Nous croyons pouvoir la produire dans
ce Bulletin d'une Société (1) qui, pour donner
satisfaction à l'un des plus incontestables
besoins de l'esprit, — l'étude à titre de délasse-
ment, — vient de se fonder sur ce petit coin
de terre du Haut-Rhin que la sagesse et le
patriotisme d'un homme d'État éminent ont
réussi à nous conserver alors qu'il était menacé
lui aussi de succomber et de passer sous la
domination des Allemands.

Cette lettre a trait à la pratique de l'inoculation variolique; elle porte la date de 1777.
A cette époque, et bien que la méthode de
l'inoculation variolique, conseillée, dès 1701,

par les docteurs Timoni et Pilarini, de Constantinople (2), eût déjà quelque peu tempéré
les excès du mal, la variole, un des plus im-
pitoyables fléaux du genre humain, décimait
encore à loisir les populations et gravait trop
souvent de cicatrices à tout le moins désobli-
geantes le visage de celles de ses victimes que
la mort avait épargnées. On n'opposait pas
encore à cette terrible maladie, comme préservatif, la vaccine, bien que Jenner en eût déjà
surpris le secret, l'année précédente (1776), à
Berckeley. On sait, en effet, que Jenner, frappé
de l'importance de la découverte qu'il venait
de faire, ne voulut pas en compromettre l'ave-
nir par une divulgation prématurée; qu'il ne
la fit connaître qu'en 1796, après vingt années
de patientes recherches et d'expériences con-
duites avec sagacité, et qu'il ne publia que deux
années plus tard le livre qui, sous la garantie
de son nom, devait porter — et porta rapidement, — *urbi et orbi*, la bonne nouvelle (3);
si bien que c'est de 1798 que date l'ère de la
vaccination. C'est alors que l'on apprit, à l'éton-
nement général, que depuis des années dans
le Holstein, depuis des siècles en Irlande, le
cow-pox était connu; qu'étaient connus les
bienfaisants effets de son inoculation acciden-
telle, et cela sans que jamais personne eût

songé à en tirer un parti régulier ; que la
science indoue connaissait depuis longtemps
la vaccine, la vaccine intentionnelle, mais que
les Brahmines inoculaient la précieuse maladie seulement aux enfants de ceux qui avaient
une foi dévotieuse, absolue, en la Déesse
Bhovonny, la souveraine directrice de tout ce
qui a rapport à la petite vérole ! !

Donc, en 1777, on ne vaccinait pas ; on se
bornait à inoculer... C'était déjà bien beau.
On inoculait ; on donnait une petite vérole
artificielle afin d'éviter l'éclosion spontanée
de la petite vérole naturelle, celle-ci presque
toujours dangereuse et dommageable ; l'autre,
habituellement exempte d'inconvénients sé-
rieux. Les ravages causés par la variole étaient
si grands ; leur atténuation par la variole ino-
culée était si patente pour qui voulait se donner
la peine de voir et de comparer, que les per-
sonnes du meilleur monde ne dédaignaient
point de prêter l'autorité de leur nom et de
leur exemple, de leur expérience et de leur
plume à la vulgarisation de la pratique de
l'inoculation.

Ainsi, sans parler du père Dentrecolles ni
de Voltaire, de la Condamine ni de Tissot, de
d'Alembert ni du pasteur Chais, ni de bien

d'autres encore, on a vu paraître chez les libraires de Paris en 1775, un opuscule de 48 pages in-8° ayant pour titre : *Avis aux mères au sujet de l'inoculation, ou lettre à une Dame de province qui hésitait de faire inoculer ses enfants.* — L'auteur, M. de Boissy, — un nom connu ailleurs que dans la spécialité qui nous occupe en ce moment, — explique à la mère de famille « que, communément, on n'a pas deux fois la petite vérole ; que la petite vérole artificielle est une petite vérole vraie, mais qu'elle est moins dangereuse, beaucoup moins dangereuse que la petite vérole naturelle ; qu'il n'y a aucun danger à se donner la petite vérole quand on ne l'a pas eue ; que c'est au contraire se préserver du danger que porte avec elle la petite vérole naturelle. Aussi, les médecins les plus célèbres ont-ils adopté l'inoculation, et, qui mieux est, les têtes couronnées s'y sont-elles soumises » (1).

Mais il est inutile que nous fassions faire au lecteur le tour du monde à la suite des prôneurs de l'inoculation ; revenons tout modestement à notre sujet et tenons-nous en à la lettre de M. de Berckheim. Celui-ci, on le remarquera sans peine, a su se conformer aux mesures de précaution que commandait la situation au-devant de laquelle il avait été, et

tenir, autant que possible, à l'abri de la con-
tagion, par son fait, soit ses amis, en se privant
du plaisir de leur rendre visite durant la maladie provoquée sur deux de ses enfants, soit
ses enfants non encore variolés ou inoculés,
en évitant un rapprochement trop hâtif entre
eux et les convalescents : la maladie acquise
au contact de sujets inoculés ne laissait pas,
en effet, d'être dangereuse. — De cette lettre,
voici le texte pris sur l'original par notre
honorable et savant ami, M. Diétrich :

A Monsieur
Monsieur le Baron de Klinglin, colonel de
cavallerie seigneur d'Oberherkheim et autres
lieux à Oberherckhéim.

Strasbourg, ce 5 mai 1777.

Je vous serai Mon cher Klinglin trés-obligé
que vous me fassiez le plaisir de faire remettre
ma maison de Schoppenwihr le plutôt possible
dans le même état, comme vous l'avez trouvé
en entrant, selon notre Bail. Car comme j'ai

*fait inoculer ici deux de mes enfants qui seront
bientôt rétablis, je desirerais demeurer avec
eux en partant d'ici quelque temps à Schoppenwihr, pour les eloigner de ceux qui sont
à Ribeauvillé. j'espère que comme nous ne
sommes pas eloignés de votre campagne, nous
aurons aussi la satisfaction de vous voir quel-
quefois. Comme relegué hors de la ville, je
n'ai pas encore osé faire ma cour à Mesdames
de Litzelbourg et de Klingling. Ma femme me
charge de vous faire bien des complimens, et
elle a l'honneur de vous prier de bien vouloir
aussi faire mil assurances de tendres Amitiés
de sa part à Madame de Klingling, laquelle
j'assure de mes hommages respectueux. Ayant
l'honneur d'être Mon cher Klinglin avec les
sentiments d'attachement et la considération
la plus distinguée*

*Votre très-humble et très-obéissant
serviteur.*

Berckheim, de Schoppenwihr

Cette pratique de l'inoculation à laquelle
M. de Boissy, en 1773, conviait les mères, et
à laquelle nous venons de voir que M. de
Berckheim de Schoppenwihr, le mari d'une
femme remarquable par le charme de sa con-

versation suivant le jugé du cardinal de
Rohan (5), a soumis ses enfants, en 1777,
était l'application d'une première conquête de
l'esprit d'observation pour combattre la variole,
pour la combattre par ses propres armes en
les retournant contre elle après les lui avoir
arrachées. Près d'un siècle après la publicité
donnée à la méthode qui, de Constantinople,
s'était répandue peu-à-peu dans presque toute
l'Europe, la découverte du *cow-pox* et de ses
effets est venue mettre la médecine en possession d'un préservatif de la variole bien autrement efficace, alors même que son influence ne
soit pas d'une durée sans limites et qu'il soit
parfois nécessaire de la rajeunir en la renou-
velant. La vaccine dont il paraît certain qu'un
français, un ministre protestant de Nîmes,
Rabaut-Pommier, a eu connaissance, vers
1784, sans qu'il ait pu l'étudier assez pour en
faire ou en proposer une application méthodi-
que; la vaccine longuement et savamment
expérimentée par Jenner, en ses effets pro-
chains ou éloignés, est devenue une maladie
utile, voire nécessaire, une sauvegarde à ne
point négliger, et la vaccination n'a point
tardé à se gagner des partisans de jour en jour
plus nombreux (6).

Cela, toutefois, ne s'est pas fait sans peine.

Songez donc : une innovation ! De fait, il n'y a pas de progrès en ce monde, quelle qu'en soit la portée, quelle qu'en soit l'évidence, qui puisse d'emblée se concilier toutes les sympathies et ne pas rencontrer une chicanière opposition. Si bienfaisante que soit pour la vieille humanité la découverte de Jenner et surtout l'application qu'a su en faire la science moderne, la vaccine, après plus d'un demi-siècle d'épreuve et de succès, a pu, comme aux premiers jours, trouver des récalcitrants, plus encore, des détracteurs, esprits chagrins et plus ergoteurs qu'amis de la vérité. Ces tracasseries ne l'ont cependant pas empêchée de suivre sa voie ; ses insuccès même, là où elle a paru en avoir subi, n'ont pas réussi à infirmer son importance, sa valeur, ses titres à s'imposer à la confiance des peuples et des gouvernements.

L'Alsace, un pays de sang trop français pour ne pas faire à la science et au progrès, d'où qu'ils viennent, l'accueil qui leur est légitimement dû, a, de bonne heure, essayé d'abord, puis adopté et inscrit dans ses institutions sanitaires la pratique officielle des vaccinations. Pour nous en tenir au seul département du Haut-Rhin duquel nous dérivons, il est

constant que « les premiers essais de l'inocu-
« lation de la vaccine dans ce département
« datent du commencement de l'an IX de la
« République (septembre 1800) et qu'à cette
« époque la ville de Mülhausen devint le
« berceau de la vaccine, tout comme elle
« avait été l'asyle de l'inoculation de la petite
« vérole (7). »

Plus tard, lorsque sous une impulsion aussi
raisonnée que généreuse, la médecine cantonale
a été instituée dans notre province, le service
des vaccinations publiques est entré dans le
cadre des attributions de l'institution nouvelle (8); et tout récemment, à la date du 26
mai 1873, sur cet héroïque Territoire de Belfort
que la traversée de ces dernières années a tant
éprouvé, nous avons vu ce service spécial
occuper une large place dans les préoccupations
d'une administration qui, sous le coup encore
des embarras que lui causait l'occupation alle-
mande, s'est montrée soucieuse des intérêts
confiés à sa garde et n'a pas voulu ajourner
la réorganisation du service général de l'assistance publique.

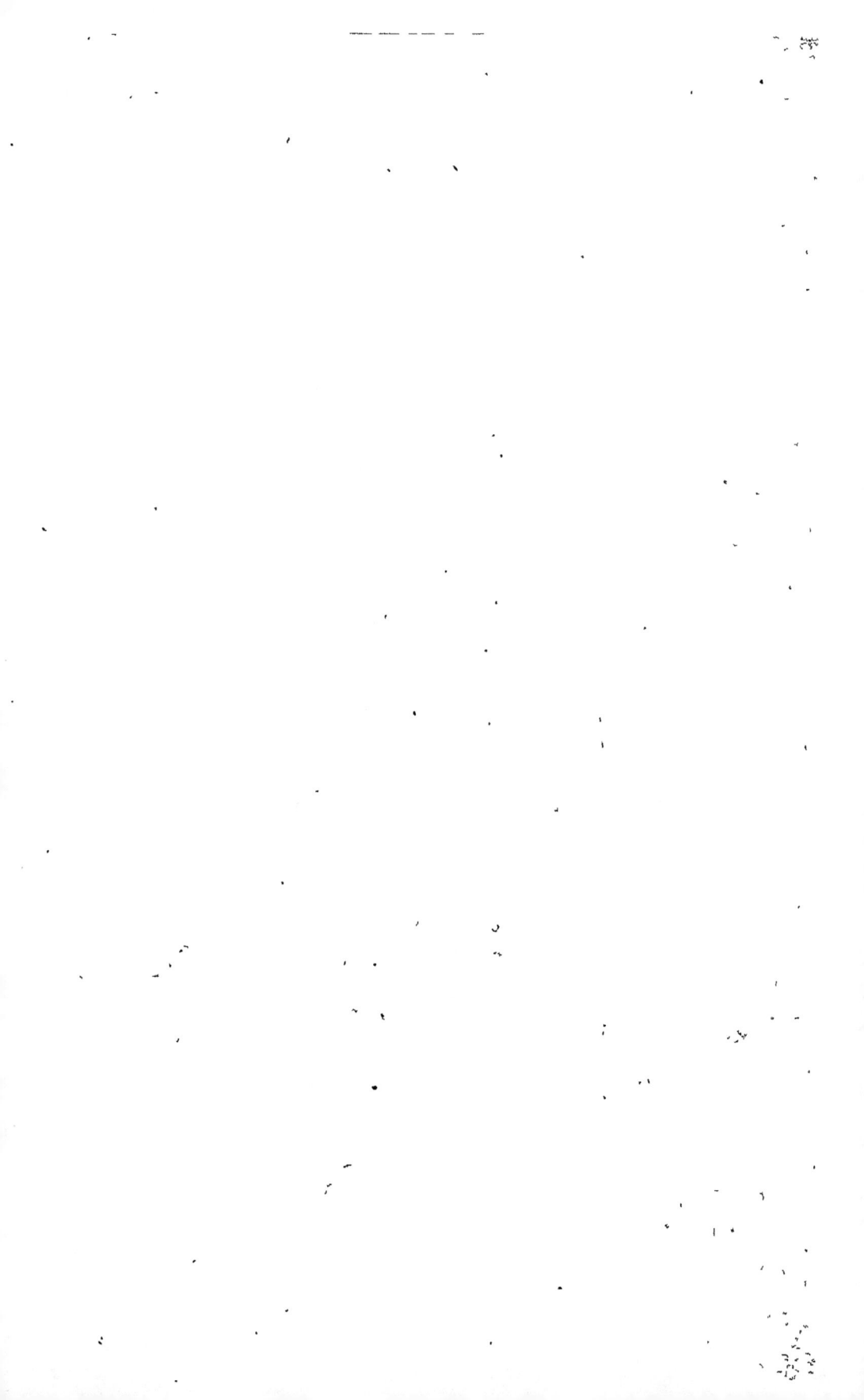

BIBLIOGRAPHIE

(1) La *Société d'émulation de Belfort* a pour but (Article 2 du Règlement) « de développer le goût des choses littéraires et scientifiques, DE RECHERCHER ET DE CONSERVER TOUT CE QUI SE RATTACHE A L'HISTOIRE DE BELFORT ET DE L'ALSACE et spécialement de reconstituer et d'accroître la Bibliothèque de la ville. » — « Cette société doit sa création à l'initiative de quelques hommes d'étude et de goût. A la tête de ces promoteurs d'une association dont le but est des plus louables, a pris place M. le Secrétaire général de préfecture Diétrich (de Colmar), connu dans le monde des savants par de bonnes études d'archéologie et de paléographie. »

(2) Emmanuel Timoni et Jacques Pilarini, italiens de naissance, exerçaient la médecine à Constantinople sur la fin du XVIIe siècle et au commencement du XVIIIe ; le premier, docteur de Padoue et d'Oxfort, était médecin du Sultan ; le second, docteur de Padoue, avait été médecin du czar Pierre le Grand. — Au cours d'une grave épidémie de variole, ils furent frappés des résultats d'une pratique venue d'Arménie où le hasard avait fait découvrir, il y avait bien longtemps déjà, que la petite vérole acquise par accident préservait de la petite vérole spontanée, tout au moins en atténuait les effets et les outrages, et où l'esprit de lucre avait facilement conduit à utiliser cette

découverte pour conserver leur beauté aux filles de Geor-
gie et de Circassie dont il se faisait un commerce fructueux
avec les Musulmans. Cela fut pour nos deux docteurs un
trait de lumière. Observateurs judicieux des faits qui se
multipliaient autour d'eux et qui relevaient d'une pratique populaire exploitée sur une assez large échelle, à Constantinople, par une vieille thessalienne, ils s'employèrent
à faire passer cette pratique dans le domaine de la science
et préconisèrent l'inoculation préventive de la variole. Leurs
écrits datent : ceux de Timoni, de 1713, *lettre au docteur
Woodward* (de Londres), dans les *Transactions philoso-
phiques*, appendice aux voyages de la Motray ; de 1714,
dans les *Actes des Savants* de Leipsick ; de 1717, dans
les *Éphémérides des curieux de la nature* ; — un livre de
Pilarini, de 1715, édité à Venise *(Nova et tuta excitandi
variolas per transplantationem methodus)*. En même
temps que ces documents étaient publiés, une thèse sur
l'inoculation byzantine pour le doctorat était présentée en
1716 peut-être, mais plus vraisemblablement en 1722, et
soutenue, à l'université de Leyde, par Antoine Le Duc, né
à Constantinople de parents grecs et lui-même inoculé :
Dissertatio de Byzantina variolarum institutione.

(3) *An inquiry into the causes and effects of the variolæ
vaccinæ, a disease discovered in some of the western
counties of England, particulary Gloucestershire, and
Knowen by the name of the Cow-pox*; 1798, London,
in - 8°. — Vingt-trois observations relevées avec soin
mettent en relief deux ordres de faits : 1° Des sujets qui
avaient gagné accidentellement la petite vérole des vaches,
le *cow-pox*, n'ont pu, même longtemps après cet accident,
contracter par contage ou autrement la petite vérole vul-

gaire ; 2° des sujets, enfants ou adultes, ont été inoculés avec du fluide vaccin ; plus tard, après l'évolution du mal ainsi provoqué par une insertion de cow-pox, ils ont été soumis à l'inoculation régulière du pus varioleux, et celle-ci a complètement échoué.

(4) En 1774, Louis XVI, ses frères, les comtes de Provence et d'Artois, et la femme de l'un d'eux avaient été inoculés, sans que le moindre accident en fût résulté. — En 1756, le 12 mars, le duc d'Orléans avait déjà fait inoculer, par Tronchin, son fils et sa fille, le duc de Chartres et Mademoiselle, également avec succès ; l'exemple donné par ce prince avait eu des imitateurs : Turgot, maître des requêtes, le marquis de Villequier, les fils d'Héricourt, de Vernège, du duc d'Estillac, du marquis de Gentil, le comte de Gisors, le comte de Béthune, le duc d'Estillars, Mesdames de Valle, de Villeroi, de Forcalquier, etc., puis il y avait eu un temps d'arrêt. — Le mouvement ne datait cependant pas de bien loin chez nous.

En effet, le premier inoculé connu en France avait été le chevalier de Chastelux (14 mai 1755). — Jusque là, malgré la thèse en faveur de l'inoculation présentée par Boyer, devant la faculté de Montpellier, en 1717, l'année même où, à Constantinople, on inoculait, en même temps que le fils de l'ambassadeur d'Angleterre Lord Wortley Montaigu, les trois enfants du Secrétaire de l'ambassadeur de France le marquis de Châteauneuf ; malgré l'approbation de médecins d'une grande notoriété et en possession, autant qu'il est possible de l'être, de la confiance publique, la méfiance avait longtemps tenu les esprits en suspens. En Angleterre, l'exemple que Lady W. Montaigu avait

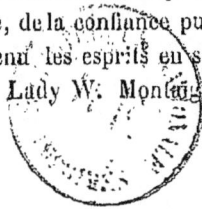

donné, d'abord à Constantinople en 1715, puis, en 1721, à
Londres même et que le prince de Galles avait suivi sans
retard (1721), cet exemple avait rapidement trouvé des
imitateurs, et nos voisins, en dépit des clameurs de
l'opposition qui s'éleva chez eux comme chez nous
contre la pratique de l'inoculation, s'étaient engagés avec
moins d'hésitation que nous dans cette voie où un progrès
remarquable se faisait, où un progrès plus grand encore
allait se faire bientôt.

(5) « Il n'y a que trois femmes sérieusement et vérita-
blement charmantes de conversation dans toute l'Alsace ;
ce sont Mesdames de Berckheim de Schoppenwyr, d'Oberkirch, et de Dietrich ; les autres parlent et ne causent pas,»
disait souvent le cardinal de Rohan. C'est la baronne
d'Oberkirch elle-même qui a consigné le propos, certes
sans disgrâce pour elle, dans ses *Mémoires* écrits en 1789,
et publiés, par son petit-fils, M. de Montbrison, en 1858
seulement.

Ces Berckheim de Schoppenwihr venaient de la branche
de Jebsheim qui n'est pas éteinte et qui est aussi connue,
de notre époque, pour le mérite et la bienveillance de ses
représentants, qu'avaient pu l'être pour de semblables
qualités, du temps de la baronne d'Oberkirch, les posses-
seurs du domaine de Schoppenwihr, tant adorés de leurs
vassaux et tenanciers.

(6) C'est en 1798 que le médecin de Berckeley a fait
connaître sa découverte... La même année, Pearson
contrôle les expériences de Jenner. et le duc d'Yorck fait
vacciner, puis soumettre à la contre-épreuve de l'inoculation de la variole, **tous** les soldats de la garde du roi
Georges III qui n'avaient pas eu la petite vérole spontanée.

L'année suivante, le docteur Woodwille (de Londres)
publie les résultats de vaccinations nombreuses et parfai-
tement réussies; en 1800, il vient en France prêter son
concours à des expériences auxquelles président le duc de
Larochefoucault-Liancourt, le préfet de la Seine Frochot
et le directeur de l'Ecole de médecine Thouret, le docteur
Colon dont le jeune fils parait avoir été un vaccinifère de
choix et largement mis à contribution au profit de la
France et de l'étranger, les professeurs Leroux et Pinel,
le docteur Husson qui, en 1801 déjà, publiera ses *Recherches
historiques et médicales sur la vaccine*, un travail de
science important aujourd'hui encore et malgré les tra-
vaux plus récents et si justement remarqués de Bousquet,
de M. Depaul, de Steinbrenner et autres. Dans le reste de
l'Europe et hors de l'Europe, le mouvement n'est pas
moins rapide. Odier à Genève, Sacco à Milan, Sachs à
Berlin, Fries à Breslau, Hortez en Catalogne font en faveur
de la vaccine une propagande sérieuse, et Watherhouse
(du Massachussetts), qui dès 1793 s'était distingué parmi
les partisans de l'inoculation, va devenir le Jenner de
l'Amérique, comme de Carro, qui, de Vienne, fait passer
la vaccine en Turquie, en Perse, en Grèce et aux Indes
orientales, est déjà devenu le Jenner de l'Allemagne et
plus en particulier des États de la monarchie d'Autriche.
— De Carro, détail intéressant, a eu la bonne fortune de
faire parvenir à Constantinople, pour le fils de Lord Elgin
et alors que les envois de l'Angleterre n'étaient pas arrivés
à destination dans de bonnes conditions, du vaccin de bonne
nature; il a pu rendre ainsi à la Turquie, mais en le cen-
tuplant, et par l'intermédiaire d'un enfant de l'ambassade
d'Angleterre, le bienfait qu'une femme intelligente « l'une
des femmes d'Angleterre, au dire de Voltaire, qui eut

le plus d'esprit et de force dans l'esprit, » Lady Wortley Montaigu, avait su tenir et nous rapporter de la Turquie quatre-vingt deux ou trois ans plutôt, en empruntant à ce pays la pratique de l'inoculation variolique.

(7) *Précis historique de l'établissement de la vaccine dans le département du Haut-Rhin*; Colmar 1811, in-8°. — L'auteur de ce mémoire, L. G. Morel, né à Colmar en 1769, Docteur en médecine et en chirurgie de l'École de Strasbourg en 1787, est mort à Colmar en décembre 1842. Au cours de cette longue carrière, il lui fut donné de rendre des services qui lui acquirent une légitime réputation de science et d'habileté. Homme de progrès, il ne pouvait manquer d'entrer dans le mouvement Jennérien ; il fut, en effet, un des membres les plus écoutés du Comité de vaccination du Haut-Rhin.

Entre autres mérites, le docteur Morel eut celui d'organiser à l'hôpital civil de Colmar, sous l'administration du préfet Félix Desportes et en exécution de la loi du 10 mars 1803, une École départementale d'accouchement pour la création de laquelle les fonds nécessaires furent fournis par un homme généreux, Peyra (de Sainte-Marie-aux-Mines). — Introduire ici ce détail n'est point sortir tout-à-fait de notre sujet. En répandant jusque dans les moindres communes des sages-femmes instruites, on fournissait à la médecine des auxiliaires utiles à plus d'un point de vue. Dans le cas particulier qui nous occupe, la vaccine, ces auxiliaires ont souvent contribué et contribuent certes souvent encore à vaincre des résistances contre lesquelles peuvent se heurter, impuissants à les vaincre, les conseils et les raisonnements du vaccinateur officiel qui fait sa tournée et passe pour ne revenir que l'année suivante .. à moins d'une épidémie de variole.

(8) Arrêté du préfet du Haut-Rhin (M. Cambacérès) en date du 15 février 1856 ; *Assistance publique* ; *organisation du service des médecins cantonaux* (Recueil des actes de la préfecture, du Haut-Rhin, p. 35).

(9) Arrêté de l'Administrateur du Territoire de Belfort (M. Ch. Lebleu), en date du 26 mai 1873 ; *Médecine cantonale* (Recueil des actes de l'administration du Territoire, p. 51). Cet arrêté, pour la rédaction du quel l'honorable préfet s'est inspiré des principales dispositions de l'arrêté du 15 février 1856, en même temps qu'il prenait l'avis d'un médecin éclairé alors Inspecteur de l'Assistance publique à Belfort (M. le docteur Minel), institue dans le Territoire « un service médical gratuit pour le traitement des malades indigents » et confie ce service à des « médecins cantonaux » qui auront encore dans leurs attributions de veiller à tout ce qui intéresse l'hygiène publique.

Comme l'arrêté du 15 février 1856 qu'avaient déjà précédé en Alsace, aux mêmes fins et avec un grand succès, les arrêtés pris dans le Bas-Rhin, le 31 octobre 1810 par Lezay-Marnésia, un préfet dont la mémoire est encore vénérée dans le pays, et par Chopin d'Arnouville, le 30 juillet 1835, l'arrêté du 26 mai 1873 consacre plusieurs articles au service spécial des vaccinations, en charge les médecins cantonaux et demande à la gratuité de l'opération mise sous le patronage de l'administration d'être, aussi bien que l'interdiction de l'École aux enfants non vaccinés, un des meilleurs moyens de persuasion à mettre en œuvre pour faire accepter de tous une mesure d'utilité et de salubrité publique et privée aussi importante que la vaccination.

Le Territoire compte 106 communes formant cinq cantons. Ceux-ci pour le service de la médecine cantonale, ont été divisés en neuf circonscriptions médicales ayant chacune son médecin cantonal, vaccinateur officiel.

D'après les rapports présentés au Conseil général du Territoire par M. Minel pour les années 1873 et 1874, le service des vaccinations a fourni les résultats suivants :

En 1873, sur 1142 enfants à vacciner, 1296 ont été présentés à l'opération et celle-ci a réussi 1265 fois.

En 1874, sur 1492 enfants à vacciner, 1247 ont été présentés à l'opération, et celle-ci a réussi sur 1209 sujets.

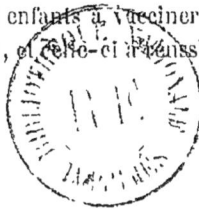

MONTBÉLIARD (DOUBS). IMP. P. HOFFMANN.

233

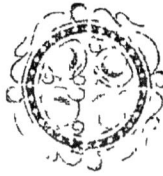